CONSIDÉRATIONS

SUR

LA PATHOGÉNIE

DE LA

DIATHÈSE URIQUE

ET SUR SON TRAITEMENT

PAR LES EAUX THERMALES DE LA PRESTE

PAR

Pierre DURAN,

Docteur en médecine de la Faculté de Paris.

PARIS

A. PARENT, IMPRIMEUR DE LA FACULTÉ DE MÉDECINE

31, RUE MONSIEUR-LE-PRINCE, 31

1879

CONSIDÉRATIONS

SUR

LA PATHOGÉNIE

DE LA

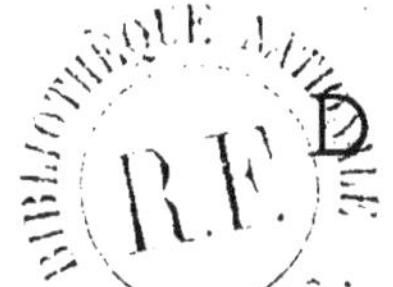

DIATHÈSE URIQUE

ET SUR SON TRAITEMENT

PAR LES EAUX THERMALES DE LA PRESTE

PAR

Pierre DURAN,
Docteur en médecine de la Faculté de Paris.

PARIS
A. PARENT, IMPRIMEUR DE LA FACULTÉ DE MÉDECINE
31, RUE MONSIEUR-LE-PRINCE, 31

1879

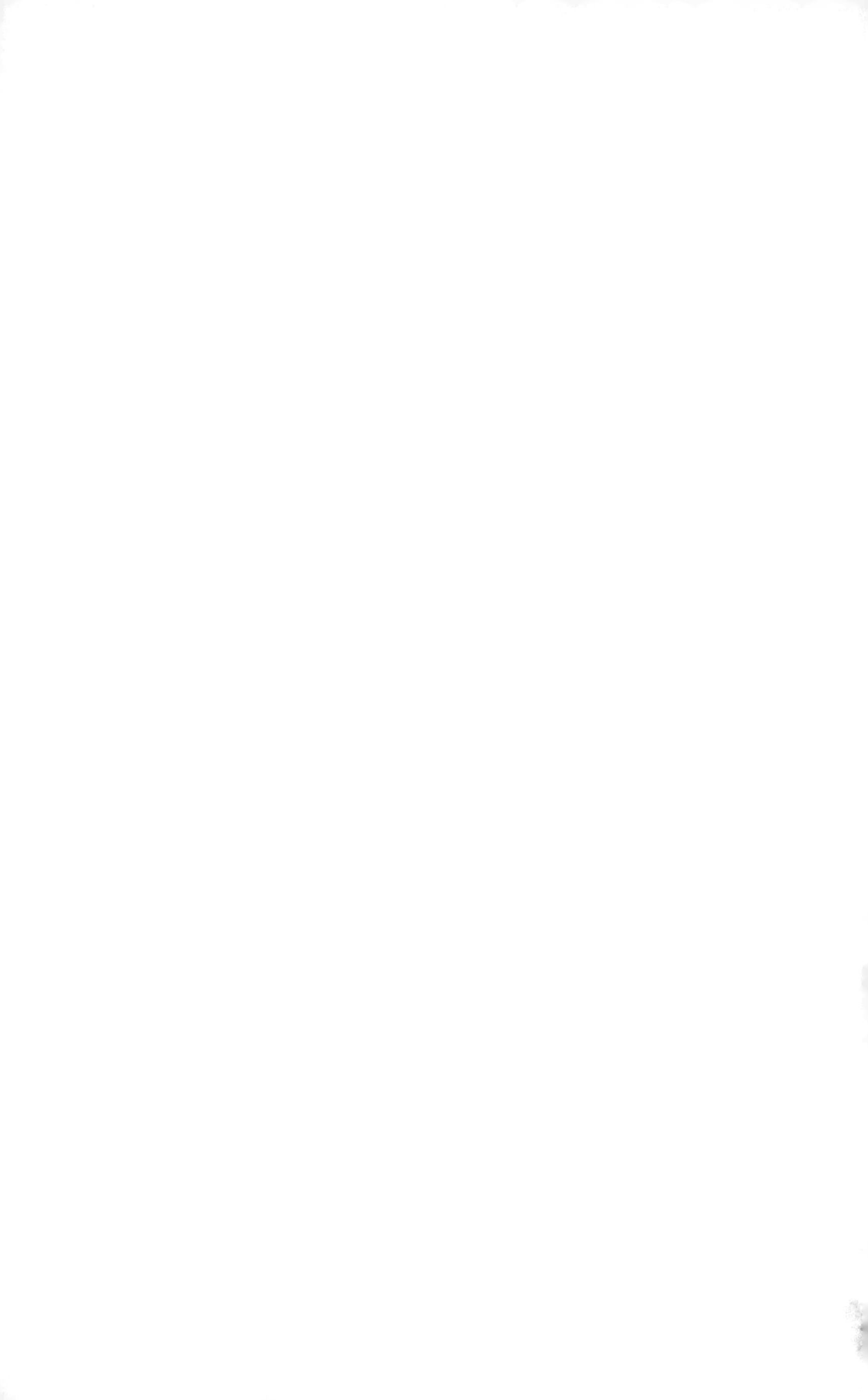

A TOUS CEUX QUI ME SONT CHERS

A MON PRESIDENT DE THÈSE

MONSIEUR LE PROFESSEUR PETER

CONSIDÉRATIONS

SUR LA

PATHOGÉNIE DE LA DIATHÈSE URIQUE

ET SUR SON TRAITEMENT

PAR LES EAUX THERMALES DE LA PRESTE

On désigne sous le nom de diathèse urique, un état morbide de l'organisme, caractérisé par la présence d'une quantité anormale d'acide urique dans le sang.

Nous nous hâtons d'exclure de cette définition les maladies diverses qui peuvent déterminer, dans le sang, mais d'une façon passagère, la présence, en excès, de l'acide urique et des urates.

Cet état général se produit à l'observation par des manifestations diverses, dont nous pouvons grouper les plus remarquables autour de deux types morbides, la goutte et la gravelle.

Les rapports de ces deux maladies avec la diathèse urique sont maintenant hors de doute. Ils ont été principalement mis en lumière par Garrod et M. Charcot, au point qu'aujourd'hui on peut considérer ces deux affections comme des effets de la diathèse urique.

On a bien voulu rattacher aussi à cette diathèse le diabète et l'albuminurie, parce qu'ils ont des rapports intimes avec la goutte (Stosch, Neumann, Prout, Bayer, Marchal, Charcot), mais nous ne croyons pas possible actuellement, de démontrer que l'uricémie soit la cause de certains diabètes et de l'albuminurie, sans lésions rénales : aussi, nous ne les rangeons pas ici parmi les effets directs de la diathèse urique. D'ailleurs, l'étude de cette partie intéressante de la pathologie générale, nous entraînerait en dehors du sujet que nous nous sommes proposé de traiter dans ce travail inaugural.

Restent donc la goutte et la gravelle, dont les symptômes peuvent être classés en deux groupes.

Le premier, formé par les symptômes disparaissant avec la cause première, qui est la diathèse urique.

Le second, comprenant les manifestations des lésions qui deviennent des entités morbides et évoluent indépendamment de la cause.

On comprend que le traitement doit être différent suivant qu'il s'adresse à l'un ou à l'autre de ces groupes.

Nous nous bornerons à chercher quel est le traitement qui convient au premier ordre de symptômes, ou, pour mieux dire, quel est le traitement de la diathèse urique.

Pour répondre à cette question, il nous a paru naturel

d'insister surtout sur la pathogénie de cet état général, car, ce n'est que sur la connaissance approfondie de la cause morbide, qu'on peut baser un traitement rationnel.

Nous résumons ensuite les indications thérapeutiques que présente cet état diathésique, ainsi que les manifestations au moyen desquelles le praticien peut découvrir ces indications et leur répondre.

En dernier lieu, nous étudions les eaux minérales de la Preste, au point de vue de leur utilité pour chacune de ces indications.

PATHOGÉNIE DE LA DIATHÈSE URIQUE

Sous quelle influence l'acide urique se rencontre-t-il en excès dans l'économie?

L'observation a fait reconnaître depuis longtemps que la goutte et la gravelle se manifestaient sous l'influence d'un certain nombre de causes, dont l'importance est toujours restée incontestable, en dehors des opinions qui ont été émises à leur sujet. Ces causes sont les suivantes :

1° Une alimentation azotée exagérée;

2° La vie sédentaire et l'exercice insuffisant; la bonne chère et la vie oisive ont été souvent invoquées pour expliquer la goutte des riches ; il n'est pas douteux qu'elles soient des causes fréquentes d'uricémie.

3° L'abus des corps gras et des sucres;

4° Les boissons fermentées, excepté cependant les spiritueux qui sont très-riches en alcool (eau-de-vie, rhum, etc.);

5° La suppression ou la diminution des fonctions cutanées;

6° La dyspepsie;

7° Les travaux intellectuels, les émotions morales, les chagrins.

A ces causes, qui presque toujours agissent en étant associées, nous devons ajouter l'influeuce de l'hérédité, des prédispositions particulières, individuelles, de l'âge, du sexe, etc.

Comment expliquer maintenant les rapports qui existent entre ces causes et la présence dans le sang d'un excès d'acide urique? Tel est le problème que nous allons essayer de résoudre, en passant en revue les opinions émises sur la formation de cet acide. Nous les examinerons au point de vue de leurs rapports avec les faits observés, les données cliniques, les expériences physiologiques et chimiques.

Ces opinions peuvent être classées en trois catégories :

1° Le rein est le lieu de formation de l'acide urique (Zalewsky, Meckel, Schérer);

2° L'acide urique est le produit de désassimilation d'un élément organique particulier (Robin).

3° L'acide urique est un produit d'oxydation des matières albuminoïdes, l'oxygène le transforme en urée; sa présence, en excès, dans le sang, provient de l'oxydation incomplète des matériaux azotés de la désassimilation (Liebig).

Première opinion.— Zalewsky prétend que l'urée et l'acide urique se forment dans le rein même, probablement aux dépens de la créatine. Il base cette opinion sur les expériences suivantes :

Si on lie les uretères d'un animal, il se fait une accumulation d'urée dans le sang; il n'en est rien, si on pratique l'extirpation des reins. La ligature des uretères, chez les reptiles, amène dans le sang une accumulation d'acide urique; l'ablation du rein ne produit rien de semblable.

Meissner a démontré que cet acide existe en réalité dans le sang; seulement, il faut expérimenter sur des quantités de sang plus considérable que celles qu'avait essayées Zalewsky, et l'analyse chimique est très-délicate.

Pawlinoff, d'autre part, a constaté qu'après la ligature des vaisseaux du rein, les dépôts d'acide urique continuent à se faire dans les autres organes, et que le rein en est tout à fait exempt, preuve certaine que le rein n'est pas le lieu de formation de l'acide urique, et ne sert qu'à éliminer cet acide, à mesure qu'il lui est apporté par le sang. D'ailleurs, en admettant que la créatine seule est l'élément formateur de l'acide urique, comment expliquer l'action de la vie sédentaire sur l'uricémie ? — La créatine, étant le produit principal de la désassimilation du tissu musculaire, l'activité de l'appareil du mouvement pourrait seule augmenter les proportions de la créatine, et par suite celles de l'acide urique, ce qui donnerait par conséquent un résultat contraire à celui si souvent observé.

Meckel a invoqué la présence d'un mucus oxalique dans le rein, entraînant secondairement la formation de l'acide urique, des urates et des phosphates, et il a désigné ce fait sous le nom de catarrhe lithogène.

Nous n'insisterons pas sur cette opinion à laquelle on peut faire les mêmes objections qu'à la précédente.

Meckel a confondu dans sa théorie la gravelle urique et la gravelle phosphatique ou catarrhale : c'est à cette dernière seule que peut s'appliquer sa théorie.

Pour Schérer, de même que l'urine entre en décomposition dans un vase, de même elle peut subir une modification analogue dans son parcours à travers des canalicules rénaux, à l'aide d'un ferment fourni par la muqueuse urinaire;

cette fermentation est plus ou moins rapide, en raison de la composition de l'urine et de l'état général du sujet.

Le pigment et les matières extractives se transforment en acide lactique, lequel chasse l'acide urique de ses combinainaisons, dans la fermentation acide. L'urée, au contraire, est décomposée en carbonate d'ammoniaque, et les concrétions se trouvent formées de cette dernière base, de l'acide urique et des phosphates de magnésie ou de chaux. Ce serait le mucus qui servirait de noyau.

Bien que l'opinion de Schérer soit assez ingénieuse et qu'elle soit approuvée par Trousseau, elle n'éclaircit pas la formation sur place de l'acide oxalique et des oxalates, et la production des concrétions lithiques, dont le noyau n'est pas du mucus.

Admettrait-on l'hypothèse de Schérer, il resterait encore à déterminer pourquoi l'urate de soude, dont l'acide urique se trouve précipité dans le rein par l'acide lactique, s'accumule dans le sang, car les quantités d'acide urique, représentées par des émissions moyennes de sables rouges, dépassent de beaucoup celles qu'il contient normalement.

Ball a fait une expérience positive, elle a été citée par Charcot; elle démontre la présence, en excès, de l'acide urique dans le sang des graveleux.

Seconde opinion. M. le professeur Robin explique la formation de l'acide urique de la façon suivante.

« Lorsque, dit-il, on considère les tissus fibrineux de l'économie, on voit que dans l'acte de la nutrition, ils s'assimilent les substances albuminoïdes qui vont se changer en géline, partie constituante de ces tissus; dans l'acte de la désassimilation, cette géline se dédouble en principes cristallisables, au nombre desquels prédominent les urates et l'acide urique. Or, si par une cause ou par une autre, ce mouvement de désassimilation s'exagère, il en résulte une production plus abondante de cet acide et de ces sels, qui saturent le sang, et entraînent un état pathologique répondant à ce que le docteur Garrod a désigné sous le nom de diathèse urique. »

L'opinion de Robin n'est encore qu'une hypothèse peu probable, si l'on accepte que le même acide a été trouvé dans d'autres organes qui ne contiennent pas de tissus fibreux, comme l'ont prouvé Meissner et Ranke.

Troisième opinion. D'après la théorie de Liebig, l'acide urique se formerait dans les tissus qui contiennent de la protéine, sous l'action de l'oxygène apporté par le sang. L'action chimique de l'oxygène sur les éléments de ces tissus formerait divers produits, parmi lesquels l'acide urique; puis, si la quantité d'oxygène est plus considérable, la plus grande partie de l'acide urique sera convertie en urée, de telle sorte que les éléments azotés des tissus usés atteindront les émonctoires naturels, sous une forme plus soluble. Il résulte de cette manière de voir que, plus grande est la quantité d'oxygène qui circule dans nos tissus, dans l'acte de désassimilation, plus parfaite sera la conversion de l'acide urique en urée. La quantité d'acide urique doit être à peu près en rapport inverse de celle de l'urée.

Voici comment cette dernière théorie explique quelques-unes des causes d'uricémie, mentionnées ci-dessus.

La vie sédentaire diminue les dépenses organiques et

abaisse les oxydations, et, comme elle s'accompagne généralement d'une ingestion d'aliments peu en rapport avec les dépenses, l'insuffisance des oxydations paraît encore plus manifeste.

Les corps gras et les sucres auraient une très-grande affinité pour l'oxygène et nuiraient à l'oxydation des matériaux azotés; la combustion de ceux-ci reste donc incomplète.

La suppression ou la diminution des fonctions de la peau, qui est un des émonctoires les plus importants des matières azotées, augmente la proportion d'acide urique en retenant dans le sang les matériaux azotés, qui se trouvent alors en excès, et sont incomplétement brûlés.

Quant à la dyspepsie, que l'on a souvent regardée comme un des effets de la goutte, voici ce qu'en dit Garrod: « L'observation clinique m'a fait reconnaître que, dans certaines dyspepsies, la formation de l'acide urique reste au dessous du taux normal, tandis que dans d'autres, elle est au contraire excessive. »

Dans ce dernier cas, l'auteur que nous venons de citer indique le ralentissement du cours du sang dans la veine porte et la congestion hépatique comme des accompagnements habituels de cette forme de dyspepsie.

Plusieurs auteurs ont insisté sur ce trouble des fonctions digestives, comme produisant la diathèse urique. « S'il est en dehors de l'hérédité, dit M. Lasègue, une cause déterminante de la goutte, c'est certainement dans le trouble des fonctions digestives qu'il faut la chercher, parce que c'est là qu'on trouvera la raison de la surabondance d'acide urique dans l'économie. »

M. Mercier appuie le même fait.

Lehman a démontré qu'après des indigestions, la quantité d'acide urique augmente; on ne s'étonnera pas que la dyspepsie puisse entraîner le même trouble et le produire d'une manière continue. Dans ces conditions, les matériaux alimentaires, mal élaborés, ne sont plus capables de subir une oxydation complète, et sont éliminés, sous forme d'acide urique.

Les expériences de Lehman, de Magendie, de Boussingault et de Bence Jones ont parfaitement établi l'influence du régime azoté sur l'augmentation de l'acide urique.

D'après les recherches de Liebig, de Lehman et surtout de Backer, il semble bien acquis que l'alcool et les liqueurs spiritueuses diminuent la production d'urée et d'urates ; la bière et le vin, au contraire, l'augmentent.

En admettant la théorie de l'oxydation incomplète, on pourrait se rattacher ici à l'opinion qui fait des alcools des aliments d'épargne, c'est-à-dire, enrayant, en partie, la désassimilation, et par conséquent, empêchant l'arrivée dans le sang de matériaux pouvant constituer l'acide urique. Les vins et les bières, qui renferment, au contraire, moins d'alcool et plus de matières extractives, favoriseraient l'assimilation et la désassimilation, et par suite les chances de production d'acide urique, par apport plus considérable d'éléments désassimilés. Il reste cependant difficile d'expliquer pourquoi cette influence seule peut déterminer la formation d'acide urique, en quantité assez considérable, pour qu'elle figure parmi les principales causes de l'uricémie. La solution de ce problème est liée, selon nous, à la connaissance plus complète des rapports qui peuvent exister entre les éléments nutritifs de ces boissons et les tissus avec lesquels le sang les met en contact.

La clinique, bien qu'incomplète sur la présence de l'urée et de l'acide urique dans le sang, donne cependant quelques résultats utiles qui pourront être rapprochés des données physiologiques.

Les maladies inflammatoires aiguës donnent une plus grande quantité d'acide urique, ce qui se comprend par la désassimilation abondante et rapide, qui peut ne pas être en rapport avec l'oxygène ingéré, malgré l'activité plus grande de la respiration.

Les maladies intéressant les organes de la respiration, bronchites chroniques, phthisie, etc. donnent aux urines une plus grande quantité d'urates. Sur trois tuberculeux, Neukomann a pu, deux fois, trouver de l'acide urique dans le sang.

L'influence des troubles des fonctions cutanées paraît assez constante: « Toutes les fois, dit Golding Bird, que les fonctions de la peau sont troublées ou qu'une respiration convenable ne se fait pas par sa surface, un excès d'azote est retenu dans le sang, et enfin séparé par les reins, sous forme d'urate, peut-être d'urée ou de créatine. » C'est ce qui arrive, chaque fois que dans une maladie de la peau celle-ci a perdu ses fonctions dans une étendue assez considérable. Cette influence peut expliquer la présence, en excès, d'urates dans la scarlatine, ainsi que l'a noté Thudichum.

Dans les maladies, qui, en général, entraînent une dénutrition rapide et un amaigrissement considérable, en même temps qu'on observe souvent l'albuminurie, que M. Gubler a appelée colliquative, on rencontre un excès d'acide urique dans les urines. L'explication en est facile si on admet qu'une désassimilation rapide puisse ne pas avoir assez d'oxygène à sa disposition, pour que tous ses produits soient complétement oxydés ; d'où production de l'acide urique.

Pourquoi, dans l'atrophie musculaire progressive, comme l'a observé M. Lowenhard, les proportions d'acide urique et d'urée ne changent-elles pas ? L'amaigrissement existe cependant. Ici, la dénutrition est lente, et les matières azotées, excrétées, ne peuvent pas subir d'augmentation considérable.

D'après les données précédentes, on a vu que l'opinion de Liebig est consacrée par l'expérience physiologique et clinique, et mise en relief par de savantes observations.

Si nous invoquons maintenant les données chimiques nous les trouverons encore en rapport avec la théorie en question.

Parmi les produits azotés de la désassimilation se trouvent les acides biliaires qui sont probablement formés par l'union d'un acide non azoté, l'acide cholalique C^{24}, H^{40}, O^{5}, avec deux substances azotées la glycocolle C^{2}, H^{5}, Az, O^{2}, et la taurine $C^{2}, H^{7}, Az, S\,O^{3}$, comme l'indiquent les équations suivantes :

$$C^{24}H^{40}O^{5} + C^{2}H^{6}AzO^{2} = C^{26}A^{43}AzO^{6} + H^{2}O$$

Acide cholalique. — Glycocolle. — Acide glycocholique.

$$C^{24}H^{40}O^{5} + C^{2}H^{7}AzSO^{6} = C^{26}H^{45}AzSO^{7} + H^{2}O$$

Acide cholalique. — Taurine. — Acide taurocholique.

Ces deux acides ne seraient donc pas des produits primitifs de désassimilation.

L'urée ne dérive pas non plus immédiatement des produits albuminoïdes. Il existe entre eux toute une série de produits intermédiaires de décompositions successives. L'acide urique est un des principaux prédécesseurs.

1o Cet acide traité par l'oxyde de plomb donne de l'allantoïne, de l'acide oxalique, de l'acide carbonique et de l'urée.

$$2C^5H^4Az^4O^3 + 4H^2O + 3O = C^4H^6Az^4O^3 + C^2H^2O^4 + 2CH^4Az^2O + 2CO^2$$

Acide urique. — Allantoïne. — Acide oxalique. — Urée.

2o Sous l'influence de l'eau bromée, l'acide urique se transforme en urée et alloxane.

$$C^5H^4Az^4O^3 + Br^2 + 2H^2O = CH^4Az^2O + C^4H^2Az^2O^4 + 2HBr$$

Acide urique. — Urée. — Alloxane

3o $C^4H^2Az^2O^4 + 2O + H^2O = CH^4Az^2O + 3CO^2$

Alloxane. — Urée.

3o L'alloxane dans cette équation se transforme aussi en urée et acide carbonique.

4o L'ozone transforme enfin directement l'acide urique en urée et acide carbonique.

Ces diverses réactions tendent à prouver que, sous diverses influences oxydantes, comme il en existe certainement dans le sang, l'acide urique est un prédécesseur immédiat ou non de l'urée.

D'un autre côté, la formule suivante prouve que la créatine, en se décomposant, peut donner de l'urée.

$$C^4H^9Az^3O^2 + H^2O = C^3H^7AzO^2 + CH^4Az^2O$$

Créatine. Sarcosine. Urée.

D'après les recherches récentes de Schultzen et Nanchi, l'urée se formerait encore aux dépens de la glycocolle, de la leucine et probablement de la tyrosine.

L'ingestion de la glycocolle augmente la quantité d'urée. Voici encore des expériences confirmant cette dernière donnée. On diminue la proportion d'urée dans l'urine, en ingérant un acide aromatique tel que l'acide benzoïque; celui-ci s'empare de la glycocolle pour former de l'acide hippurique, d'après l'équation suivante :

$$C^7H^6O^2 + C^2H^5AzO^2 = C^9H^9AzO^3 + H^2O$$

Acide benzoïque. Glycocolle. Acide hippurique.

Pour l'acide urique, avant de l'étudier au point de vue des transformations qu'il peut subir pour être éliminé, il y a lieu de se demander s'il est le produit de combinaisons antérieures.

Il paraît y avoir des relations très-étroites entre l'acide urique et quelques autres produits azotés, comme le montre la seule inspection des formules suivantes :

Guanine.......	$C^5H^5Az^5O$
Sarcine........	$C^5H^4Az^4O$
Xanthine......	$C^5H^4Az^4O^2$
Acide urique...	$C^5H^4Az^4O^3$

La guanine et la sercine, par l'action de l'acide nitrique, se transforment en xanthine, et si on n'a pu obtenir la transformation de la xanthine, en acide urique, Strecker et Rheineck ont pu obtenir, par réduction, la transformation en sens inverse, et d'ailleurs, les produits de décomposition de la xanthine sont les mêmes que pour l'acide urique.

On a trouvé ces différents corps dans plusieurs organes de l'économie (foie, pancréas, rate, thymus, muscles, etc.), de sorte qu'on serait porté à voir dans ces divers organes le lieu d'origine de l'acide urique.

Les équations suivantes peuvent nous faire voir les rapports que ces différents corps ont même avec l'urée.

$$C^5H^5Az^5O + H^2O + 3O = C^3H^2Az^2O^3 + CH^5Az^3 + CO^2$$

Guanine. — Acide parabanique. — Guanidine.

$$C^3H^2Az^2O^3 + H^2O = C^3H^4Az^2O^4$$

Acide parabanique. — Acide oxalurique.

$$C^3H^4Az^2O^4 + H^2O = CH^4Az^2O + C^2H^2O^4$$

Acide oxalurique. — Urée. — Acide oxalique.

L'acide parabanique provient aussi de l'oxydation de l'alloxane :

$$C^4H^2Az^2O^4 + O = C^3H^2Az^2O^3 + CO^3$$

Alloxane. — Acide parabanique.

Si nous passons maintenant aux transformations de l'acide urique, outre celles que nous avons déjà mentionnées à propos de l'urée, on trouve les suivantes :

$$C^5H^4Az^4O^3 + H^2O + O = C^4H^6Az^4O^3 + CO^2$$

Acide urique — Allantoïne.

$$C^4H^6Az^4O^3 + 5H^2O = 2C^2H^2O^4 + 4AzH^3$$

Allantoïne. Acide oxalique. Ammoniaque.

Schultzen et Filehne, en traitant l'acide urique par l'acide sulfurique concentré, ont obtenu de la glycocolle; or, la glycocolle est un des éléments formateurs de l'acide glycocholique, c'est-à-dire d'un acide biliaire; nous l'avons vu dans une réaction citée plus haut.

Cette relation existant entre l'acide urique et certains éléments de la bile, est confirmée cliniquement dans les maladies de foie, qui détruisent les cellules hépathique et qui produisent l'ictère hémaphéique, en empêchant la production biliaire.

Les urines, dans ces états pathologiques, présentent plus d'urates que normalement; ceux-ci semblent donc provenir de l'élimination par les reins des éléments formateurs de la bile.

Toutes les substances, citées dans les réactions précédentes, ont pu être trouvées dans les divers liquides de l'organisme. Nous ne nous attacherons pas ici à étudier dans quels points du corps chacun de ces éléments de désassimilation semble prendre naissance; l'importance de cette question nous entraînerait trop loin; nous nous bornerons seulement à tirer quelques conséquences de leur présence dans l'économie, en nous basant sur les réactions mentionnées ci-dessus, et vérifiées, pour la plupart, par des expériences.

Nous constatons d'abord que l'urée et l'acide urique ont, comme prédécesseurs dans les produits de désassimilation, des corps différents ; que le rapport existant entre ces deux composés azotés, ne peut dès lors être constant.

Que devient alors cette objection qui a paru jusqu'ici catégorique, QUE puisque l'urée n'augmente pas, lorsque l'acide urique diminue dans l'organisme, ces deux corps ne peuvent avoir de rapport entre eux? Pour nous, la confusion qui a toujours existé sur ce point, provient uniquement de l'opinion exclusive qui faisait de l'urée un composé plus oxygéné de l'acide urique.

Il reste donc acquis que l'acide urique donne de l'urée, mais qu'il partage cette propriété avec la créatine, la glycocolle, la leucine, et probablement la tyrosine.

Autre conclusion : parmi les corps azotés que nous avons mentionnés, les éléments primitifs de la désassimilation semblent être la guanine, la sarcine, la créatine, la leucine et la tyrosine. Tous les autres sont des dérivés.

Enfin, la conclusion la plus importante de toutes, c'est que toutes ces combinaisons successives, si différentes au point de vue de la solubilité et du lieu d'excrétion des corps auxquels elles donnent naissance, se font toutes sous l'influence de l'oxygène et de l'eau.

Il est vrai que si ces combinaisons sont plus ou moins complètes, qui si elles portent sur certains produits de désassimilation plutôt que sur certains autres, il est nécessaire d'invoquer une influence vitale inconnue à l'analyse, et qui dépend du travail incessant des molécules organiques les unes sur les autres. Nous ne faisons que mentionner cette influence, qu'on ne peut nier, et qui échappe à toutes les lois physiologiques connues jusqu'ici. L'hypothèse seule essaie de l'expliquer.

Tous les composés, dont nous avons parlé, sont donc des dérivés oxydés des éléments primitifs, qui sont eux-mêmes le premier terme de l'oxydation des tissus vivants; mais nous insistons aussi sur la présence nécessaire de l'eau pour la formation d'un certain nombre de ces dérivés.

Dans tout ce que nous avons dit jusqu'ici sur la théorie de Liebig, nous avons écarté les objections qui cependant ont semblé tellement justes, qu'elles ont failli renverser la théorie de l'oxydation.

C'est maintenant le moment de les discuter.

On a principalement objecté le fait si commun des dépôts abondants d'urate d'ammoniaque (guano), formés par les excréments des oiseaux de mer, dont la respiration est si active. Cette objection est très-grave, bien que Zimmermandait essayé de l'écarter en faisant observer que la perspiration cutanée manquait chez ces animaux. Ne pourrions-nous pas invoquer ici la remarque que nous avons faite plus haut, que les réactions chimiques qui transforment l'acide urique en urée, se font en présence d'une certaine quantité d'eau et d'oxygène ; et que par conséquent, pour que ces deux conditions existent, il faut au sang, outre l'oxygène, un certain degré de fluidité, qui n'existerait pas chez les oiseaux, dont le sang est relativement épais et présente une densité supérieure à celle du sang normal humain ?

Nous pourrons citer à l'appui de notre opinion des faits cliniques observés depuis longtemps.

Les maladies chroniques fluidifiant le sang, comme la

chlorose et l'anémie (Becquerel), la syphilis (Neukoman). présentent une diminution notable dans le chiffre des urates et cependant les matériaux de désassimilation ne manquent pas, puisqu'il se produit un amaigrissement considérable.

On sait que le choléra donne au sang une densité remarquable, par suite de la soustraction considérable des parties aqueuses ; aussi la première urine émise à la suite de la période d'anurie, contient, en même temps que de l'albumine et des cellules épithéliales, des cristaux d'acide urique et d'oxalate de chaux qui se déposent par le refroidissement (Griesenger).

Si donc, à l'influence certaine de l'oxygène nous ajoutons l'influence de l'eau, on pourra, il nous semble, écarter l'objection tirée du guano.

Il est vrai que si cette idée est pour le moment un peu hasardée, elle pourrait donner lieu à des expériences fort intéressantes qui seraient peut-être favorables.

La théorie de Liebig semble établir que l'acide urique et l'urée doivent être en rapport inverse : or, on a constaté très-souvent que, bien que l'acide urique fût en excès, l'urée, au lieu de diminuer augmentait aussi, d'où l'on a conclu, par une opinion opposée, que les deux corps n'avaient aucun rapport entre eux. Nous avons vu déjà ce qu'il fallait penser de cette objection : l'urée ne provient pas uniquement de l'acide urique oxydé plus complétement ; elle provient encore directement d'autres produits de désassimilation, comme la créatine, la glycocolle, la leucine et la tyrosine, de sorte qu'on peut parfaitement admettre simultanément l'augmentation du chiffre de l'acide urique, sans que les influences, qui produisent cette augmentation, empêchent ces dernières substances de former de l'urée. L'oxygène peut être insuffisant et donner lieu à un excès d'acide urique, tandis que la présence de l'eau suffit à la créatine pour que sa décomposition en sarcosine et urée se produise en même temps.

Nous ne serons pas étonnés maintenant, que Thudichum soit arrivé à cette conclusion exagérée que les deux produits d'excrétion des matières azotées, étaient chez l'homme dans des relations intimes et variaient dans le même sens, bien que leurs variations physiologiques ne fussent pas parallèles.

Il est vrai que, d'une autre part, les tableaux de Bodeker, rapportés par M. Schutzenberger, montrent que ce rapport est très-variable suivant les individus, et que les écarts dans le chiffre d'acide urique, sont beaucoup plus étendus que les écarts dans le chiffre d'urée ; en effet, tandis que celui-ci oscille entre 20,3 et 38,9, le chiffre d'acide urique varie entre 0,3 et 1,4.

Parmi toutes les théories que nous avons passé en revue, celle de l'oxydation incomplète paraît donc la mieux appuyée par l'observation et les expériences. Elle nous a permis, dans les limites des lois physiologiques connues, d'expliquer certaines causes qui seraient restées obscures, si le rein (Zalewsky, Scherer) ou un organe particulier (Robin) étaient les lieux d'origine de l'acide urique.

La théorie de l'oxydation peut être encore étendue plus loin ; jusqu'ici nous l'avons appliquée à l'acide urique, produit de désassimilation ; nous allons voir que cet acide peut encore prendre naissance en dehors de cet acte de la nutrition physiologique.

Lehmann, dans des expériences faites sur lui-même, a montré qu'une alimentation non azotée diminuait la quantité d'acide urique ; qu'une alimentation azotée l'augmentait (ces résultats sont, il est vrai, contraires à ceux obtenus par Magendie). Ces mêmes expériences montrent que le régime azoté augmente à la fois la proportion d'acide urique et d'urée, ce qui établit que ces substances doivent provenir en partie de la combustion directe dans le sang des matériaux azotés, apportés par l'alimentation. Les recherches de Boussingault sur des canards, montrent bien l'action isolée de la désassimilation et de l'alimentation sur la production de l'acide urique; celui-ci proviendrait à la fois des tissus usés et des matériaux albumineux, absorbés par l'alimentation; l'influence de cette dernière source serait même considérable. Bence Jones a établi que l'alimentation avait même une influence immédiate, que l'acide urique était plus abondant après, qu'avant le repas.

Bien qu'il soit difficile de faire la part de ces deux influences, la plupart des auteurs admettent « la probabilité d'une double origine pour l'acide urique ; l'une, des éléments azotés des tissus, et l'autre, des éléments de l'alimentation riches en azote, qui échappent à l'action de l'assimilation primaire, ou subissent des changements incomplets tels, qu'ils ne peuvent être convertis en parties constituantes du sang. Ils obéissent en conséquence, avec facilité, à l'influence métamorphique si énergiquement exercée dans les vaisseaux capillaires du corps, et leurs éléments, en dernier ressort, sont excrétés sous forme d'acique urique, ordinairement combiné avec la soude, la chaux, etc. » (G. Bird).

En 1868, Bence Jones s'exprimait de la manière suivante :

« D'une manière générale, on peut dire que toutes les substances albuminoïdes qui font partie de l'alimentation, qu'elles soient d'origine végétale ou animale, avant d'être expulsées de l'économie, passent par l'état d'acide urique. Une molécule d'albumine, absorbée dans le sang, peut devenir partie intégrante d'un organe, et servir aux fonctions de la vie, puis alors, subissant une transformation, être changée en acide urique, puis en urée et acide oxalique et enfin en urée, acide carbonique et eau ; ou bien la molécule albumineuse parcourt un cercle plus restreint, et, sans entrer dans la composition d'un organe ou d'un tissu, peut être transformée en acide urique, et enfin être expulsée au dehors, sous forme d'urée, d'eau et d'acide carbonique. Ainsi l'acide urique peut avoir deux origines : 1° les aliments ; 2° les tissus. »

Aujourd'hui, on incline surtout à rattacher la formation de l'acide urique à la combustion qui s'opère dans la dénutrition des tissus. Des deux origines possibles de l'acide, la désassimilation et l'alimentation azotée, la première paraît la plus importante.

Puisque l'acide urique se forme dans l'économie, même dans l'état le plus parfait de santé, on pourrait se demander si la présence en excès de cet acide, n'est pas déterminée par un obstacle à son élimination. Certaines maladies des reins ont en effet ce résultat de diminuer l'excrétion de l'acide urique par les voies naturelles ; le mal de Bright par exemple. Mais existe-t-il dans la goutte un état particulier du rein qui empêche ou arrête l'élimination des urates par les reins, et entraîne leur accumulation dans le sang? Garrod établit l'hypothèse d'une altération rénale et admet cette genèse de l'excès d'acide urique dans le sang. Mais ce qu'il est important de reconnaître, c'est que cette lésion rénale n'est pas définie par Garrod, et, existerait-elle, qu'on pourrait parfaitement la rapporter à la diathèse urique persistante qui agit comme cause. Il existe fréquemment chez les goutteux des lésions rénales, mais elles relèvent directement de la diathèse et, par conséquent, elles ne peuvent servir à l'expliquer.

En somme, il reste encore à démontrer s'il existe des causes qui produisent l'uricémie en entravant l'excrétion de l'acide urique, et, jusqu'ici, cet ordre de causes reste purement théorique.

En résumant ici les données théoriques et expérimentales sur la pathogénie de la diathèse urique, nous pouvons dire que cette diathèse prend probablement naissance sous trois ordres de causes principaux :

1° Les produits de la désassimilation sont trop abondants pour l'oxygène qui les oxyde ; d'où, oxydation incomplète et production d'acide urique. Cette cause comprend deux subdivisions : la désassimilation est trop considérable et la quantité d'oxygène est normale : ou bien la désassimilation restant normale, l'oxygène diminue.

2° L'assimilation des matières azotées se fait mal ; celles-ci, mal élaborées, sont incapables de subir une oxidation régulière,

Il n'y a pas, si on peut parler ainsi, excès de combustible, ni défant de gaz comburant; mais le combustible est mauvais, il brûle mal et incomplétement. L'oxydation des substances azotées, au lieu de donner de l'urée, donne de l'acide urique.

3° Un défaut de fluidité du sang peut empêcher la transformation de l'acide urique en produits plus solubles. L'élément dissolvant doit exister en quantité convenable pour que le corps plus soluble se forme.

Ces trois ordres de causes présentent, au point de vue du traitement, autant d'indications thérapeutiques :

1° Favoriser la transformation en composés plus solubles des produits de la désassimilation par une oxydation plus parfaite, c'est-à-dire, donner au sang de l'oxygène en quantité suffisante,

2° Veiller à l'ingestion d'aliments appropriés, ou bien, traiter les troubles digestifs qui sont la cause de leur élaboration imparfaite.

3° Augmenter la proportion des parties liquides du sang.

Ces indications montrent la voie à suivre pour empêcher la formation en excès d'acide urique ; mais, une fois que cet excès existe, il est nécessaire d'aider l'action des émonctoires naturels pour que l'accumulation de cette substance, si peu soluble, n'entraîne pas sa précipitation.

Lorsqu'en effet l'acide urique, qui se forme dans l'économie, n'est pas en quantité excessive, il est facilement éliminé. Mais toutes les fois que le sang ou les humeurs en sont surchargés, ou que les voies d'élimination sont entravées d'une façon durable, il se développe divers accidents, qui sont, à proprement parler, les effets de la diathèse urique.

Quelquefois l'accumulation de l'acide urique, dans le sang, ne donne lieu à aucune lésion locale, l'élimination par les reins est augmentée : il se fait une décharge continue par cette voie, et, peut-être, par les voies supplémentaires. Mais cette excrétion anormale peut entraîner le dépôt de l'acide urique ou des urates qui se précipitent et forment alors des graviers ou des calculs.

D'autres fois ce n'est plus par les reins que l'acide urique est excrété ; il est éliminé du sang par des voies anormales, et va alors se déposer dans différents tissus ou différents organes, y formant soit de simples dépôts, soit des concrétions plus ou moins volumineuses.

Il est donc essentiellement utile d'ajouter aux trois indications précédentes, celle d'augmenter les fonctions des organes qui excrètent normalement l'acide urique.

Avant de donner les moyens de répondre à ces indications, il est nécessaire, au point de vue pratique, de dire quelques mots des manifestations de la diathèse urique.

MANIFESTATIONS DIATHÉSIQUES, PRODROMIQUES, DE LA GOUTTE ET DE LA GRAVELLE.

Pour ces deux maladies, il peut exister certains cas où les premiers phénomènes sont violents, aigus pour ainsi dire, et constituent des accès et une attaque, — attaque de goutte, coliques néphrétiques. — Ils sont caractéristiques, et peuvent, à eux-seuls, constituer la goutte ou la gravelle.

Ils durent plus ou moins longtemps, mais peuvent disparaître sans laisser de traces, pour reparaître un peu plus tard, sous des formes plus ou moins variées. Le plus souvent, une observation bien faite peut prédire ces accidents, par l'existence de certains phénomènes précurseurs, sur lesquels nous insisterons spécialement, parce qu'ils démontrent, les premiers, un état général ou diathésique, qui se manifestera tôt ou tard par des lésions sérieuses.

Le caractère aigu et spécifique de la maladie n'existe pas encore, il n'y a que la diathèse seule qui, d'abord complétement latente, est devenue manifeste et accessible au traitement.

La goutte et la gravelle, qui se transmettent par l'hérédité, présentent presque toujours ces caractères; aussi le diagnostic deviendra facile, lorsqu'à l'influence héréditaire il sera venu s'adjoindre un des phénomènes que nous allons décrire. Il ne peut en être de même si ces maladies sont acquises. Outre qu'elles se manifestent assez souvent d'une manière brusque, par une attaque, on est naturellement porté à attribuer à toute autre cause qu'à un état général, les phénomènes précurseurs qui sont loin d'avoir des rapports bien déterminés avec l'influence diathésique.

Dans la goutte héréditaire, on observe déjà, dès l'enfance, des épistaxis à répétition; dans la puberté, ce sont des migraines ou névralgies, spécialement de la gastralgie, avec pyrosis; puis la peau devient le siége d'éruptions habituelles, érythème, acné, eczéma, psoriasis ; enfin si l'attaque est encore retardée, il survient des attaques d'asthme, très-rarement de l'angine de poitrine.

Dans la goutte acquise, qui survient plus tardivement que dans le cas précédent, les premières attaques sont précédées d'un ensemble de désordres, issus de l'hygiène vicieuse, qui prépare la maladie. L'embonpoint est notable et rapide, le ventre se développe, le visage et le nez sont le siége de varicosités très-remarquables ; des hémorrhoïdes se forment ; l'action du cœur est irrégulière ; la respiration est lourde, pénible ; les digestions sont laborieuses, souvent accompagnées d'une tendance invincible au sommeil ; il existe de la flatulence et du pyrosis ; l'urine est très-chargée et donne des sédiments d'urate ; la gravelle urique peut éclater ; la peau s'irrite facilement, les sueurs sont acides ; aussi il existe des démangeaisons et les éruptions, précédemment indiquées, peuvent se montrer. Le caractère devient irritable ; on éprouve une répugnance insurmontable pour les exercices physiques.

Dans la gravelle, ces phénomènes précurseurs de l'attaque passent souvent inaperçus. Les douleurs vagues dans les reins, le sable dans les urines, sont autant de signes qui dénotent déjà une lésion rénale. Au point de vue où nous étudions cette maladie en ce moment, nous ne devons tenir compte que des manifestations qui, sans lésions organiques importantes, dénotent cependant l'influence d'un état général occasionné par une mauvaise hygiène.

Dans ce cas, nous pouvons rattacher à la gravelle urique ce que nous avons dit un peu plus haut sur la goutte acquise qui, en effet, débute assez souvent par une attaque de gravelle.

Avec de l'habitude, le médecin peut donner à ces signes leur véritable signification, et alors, sans s'arrêter à une méditation particulière pour chacun de ces signes, médication qui resterait souvent sans résultat, il s'adressera immédiatement à la médication générale diathésique dont nous avons donné plus haut les indications.

Malheureusement, les malades, qui ne reconnaissent les effets de la goutte et de la gravelle que lorsqu'ils sont violents et bien caractérisés, ne réclament l'intervention du médecin que lorsque le caractère aigu a fait son apparition. Dans ce cas, qui est le plus fréquent, la médication générale ne sera pas immédiatement adoptée, et ce n'est qu'après avoir calmé l'attaque, qu'on y aura recours. On pourra, en agissant ainsi, prévenir les attaques suivantes, et si la médication est longtemps continuée, la guérison pourra être obtenue.

On comprend que la diathèse sera d'autant plus vite vaincue qu'elle sera plus récente. A la longue, cet état général produit, pour ainsi dire, une nouvelle habitude organique qu'il est très-difficile ensuite de modifier.

Il nous reste à dire maintenant quelques mots des manifestations caractéristiques de la goutte et de la gravelle confirmées. L'acide urique existe en trop grande quantité dans le sang pour être facilement éliminé ; l'excrétion de cet acide par les reins et par des voies supplémentaires augmente considérablement, et cette excrétion anormale entraîne le dépôt de l'acide urique et des urates, qui se précipitent et forment alors des graviers ou des calculs.

D'autres fois, ce n'est plus par les reins que l'acide urique est excrété, il est éliminé du sang par des voies anormales et va alors se déposer dans différents tissus ou différents organes, y formant soit de simples dépôts, soit des concrétions plus ou moins volumineuses.

Nous avons là une seconde phase de la diathèse, caractérisée par des lésions, lésions rénales (gravelle), lésions périphériques (goutte). Les lésions rénales sont constituées par des dépôts uratiques situés généralement dans les papilles et les tubes droits. Ces dépôts ont la forme de sédiments ou sables. Cette période de la gravelle se manifeste par des urines sablonneuses, des douleurs rénales sourdes ou très-vives par suite de l'engagement d'un gravier dans l'urèthre (colique néphrétique).

Les lésions périphériques sont constituées par des fluxions très-douloureuses du côté des petites articulations, spécialement celles des pieds (articulation métatarso-phalangienne du gros orteil). A la longue, ces fluxions deviennent moins vives, mais occasionnent des dépôts uratiques dans le voisinage de l'articulation, d'où, des déformations plus ou moins considérables.

Ces manifestations une fois constatées et rapportées à leur véritable cause, on se trouve en face des indications que nous avons énumérées plus haut.

Nous allons voir maintenant par quels moyens généraux on doit leur obéir.

L'air pur, l'exercice au grand air, l'intégrité des fonctions de la peau, les moyens propres à régulariser et à favoriser les fonctions pulmonaires, sont autant d'éléments répondant à la première indication. Ce sont les moyens se rapportant surtout à l'hygiène.

La seconde indication a trait au régime. Il convient de ne permettre les aliments azotés que dans une juste mesure ; mais il faut bien se garder de les trop restreindre et surtout de les supprimer pour les malades valides qui peuvent supporter un exercice actif (Bouchardat).

Il faudra proscrire l'usage des boissons qui, comme la bière et le vin surtout, disposent à la diathèse urique, ou, au moins, on ne les admettra qu'en petite quantité et étendues d'eau.

En thèse générale on doit recommander une grande sobriété. Le thé et le café pourront quelquefois suppléer à la faible quantité des aliments plastiques ; ils diminuent la dénutrition. Les dyspepsies observées dans la diathèse urique, sont à peu près toujours consécutives ; quoi qu'il en soit, elles aggravent l'état général, et demandent à être traitées par le régime et les alcalins. Le régime lacté peut être très-utile dans ce cas ; il convient aussi dans la diathèse confirmée, car, sous son influence, une partie de l'acide urique se transforme en acide hippurique qui est très-soluble.

La troisième et la quatrième indication seront remplies par l'ingestion d'eaux minérales alcalines, qui agiront surtout comme diurétiques ; mais il faut avoir soin de choisir une eau minérale faible, pour qu'en ingérant une certaine quantité de cette eau, on évite les accidents d'une déglobulisation rapide et considérable, due à une minéralisation alcaline trop forte.

Le traitement, aux thermes de la Preste, répond à peu

près, selon nous, à toutes les conditions exigées ci-dessus.

Nous examinerons donc cet établissement thermal au triple point de vue de l'hygiène, du régime et de la minéralisation de ses eaux.

DES THERMES DE LA PRESTE DANS LE TRAITEMENT DE LA DIATHÈSE URIQUE.

1° *Hygiène.* — La pureté de l'atmosphère est une condition de la guérison des maladies en général, mais surtout de celles dans lesquelles il faut craindre une altération des liquides et des tissus, comme dans la diathèse urique. L'état des malades, qui en sont atteints, réclame avant tout, une atmosphère pure et souvent renouvelée.

La topographie de la Preste fait voir que cette condition y est admirablement remplie. L'établissement thermal, situé à 8 kilomètres de Prats de Mollo, dans le département des Pyrénées-Orientales, est un des plus élevés des établissements de ce genre, que l'on rencontre le long de la chaîne des Pyrénées. Entouré de montagnes, il se trouve à 1,118 mètres au-dessus du niveau de la mer. Il occupe un petit plateau placé entre le Tech, qui coule au sud, et le torrent de la Cadena à l'est.

Cette situation met donc les thermes à l'abri des vents du nord et permet, par leur exposition au midi, une température douce tout à fait remarquable en automne.

La saison des bains s'ouvre, à la Preste, dès les premiers jours du mois de mai, et se prolonge jusqu'à la fin de septembre. Ce dernier mois y est généralement très-beau. L'assertion de Carrère, que l'on ne peut rester à la Preste que trois mois de l'année, à cause des neiges qui envahissent les environs, est une exagération manifeste.

Malgré le voisinage de la région supérieure des montagnes, les orages y sont peu communs. Les chaleurs de l'été s'y font peu sentir, la hauteur du lieu, la fraîcheur des nuits, l'activité de l'évaporation y maintiennent une température très-modérée.

A s'en rapporter aux observations météorologiques qui ont été faites à diverses époques (Anglada, Vincent, Berny), le thermomètre y monte rarement à 27°c.

La pureté de l'atmosphère est donc garantie, elle est d'ailleurs immédiatement appréciée par les malades, qui tous ont contracté leur maladie dans les grands centres, où le milieu atmosphérique présente des caractères opposés.

On doit noter encore l'existence d'un air sec et d'une température modérée, dont l'influence excitante et tonique développe l'action contractile des organes, accélère leurs mouvements en fortifiant leur tissu et en augmentant leur énergie.

L'exercice physique qui agit comme tonique, est, pour ainsi dire, imposé aux baigneurs par la nature même du lieu.

Une très-belle promenade, en amphithéâtre, est attenante à l'établissement, et les beaux points de vue abondent aux environs des thermes, ce qui compense amplement, au dire des visiteurs, l'exiguïté des salons que possède l'établissement. De sorte que, sans s'en douter, le malade se donne lui-même, sans l'ordre du médecin, un exercice agréable qu entre pour beaucoup dans son traitement. C'est là, je crois, un avantage considérable sur les appareils et les leçons de gymnastique, pour lesquels les malades n'ont que de la répugnance.

Toutes ces conditions ne peuvent que combattre puissamment l'habitude diathésique, en assurant à tous les systèmes organiques un fonctionnement régulier et normal.

Régime. — La Preste fournit aux baigneurs une alimenation mixte d'où sont exclus le gibier, les crustacés et le poisson de mer.

Les vins trop chargés n'existent pas dans l'établissement.

L'impossibilité, presque complète, d'avoir des provisions de ce genre, enlève déjà aux malades, habitués malheureusement à un régime trop succulent, la tentation de les exiger. D'ailleurs, les ressources locales fournissent en abondance des aliments qui, tout en étant délicats, rentrent parfaitement dans le traitement de la diathèse que nous étudions. Le lait, en première ligne, est recherché par tout le monde ; il présente en effet toutes les qualités que peuvent lui donner dans ces régions, de riches pâturages.

Nous savons quelle est l'action utile du régime lacté dans la diathèse urique.

Un autre aliment, la truite du Tech, supporte sans désavantage la comparaison avec les poissons les plus délicats que peut fournir la mer.

La volaille remplace le gibier, dont l'usage modéré est cependant parfois admis. Enfin l'eau pure par sa limpidité, sa fraîcheur et sa bonne qualité digestive, n'est pas dédaignée par les baigneurs. Nous pourrions citer plusieurs graveleux qui, habitués à une table des plus recherchées, nous ont fait l'éloge du régime qu'ils avaient trouvé à la Preste.

Ainsi, dans cet établissement, on n'est pas obligé d'opposer au goût du malade les ordres du médecin ; le régime, sans être trop sévère, obéit aux indications de la maladie sans supprimer les jouissances sensuelles auxquelles les goutteux et les graveleux sont, pour la plupart, trop portés. On sait que le régime est la véritable difficulté du traitement de la diathèse urique, et que si, en le comprenant mal, on le rend trop sévère, on abuse de la patience du malade, qui préfère vivre avec son mal que de renoncer définitivement à toutes les jouissances de la vie matérielle.

Nous devons ajouter qu'ici, comme dans toutes les maladies en général, les moyens thérapeutiques hygiéniques sont employés proportionnellement aux forces du malade. Si on considère, par exemple, le régime ; aux sujets robustes, on conseillera surtout le régime végétal, sans toutefois proscrire absolument le régime animal ; tandis que les sujets faibles et fatigués bénéficieront d'un régime tonique et fortifiant sous tous les rapports.

MINÉRALISATION DES EAUX DE LA PRESTE.

Sur quatre sources principales, l'établissement n'en utilise que deux encore aujourd'hui ; leur température est de 44° environ (Carrère, Anglada, Ferran, Berny).

Ces eaux, en bouillonnant à leur sortie, donnent lieu à un dégagement gazeux très-considérable, se manifestant par de grosses bulles, et qu'Anglada a reconnu pour du gaz azoté mêlé à une très-petite quantité d'oxygène.

Un autre phénomène remarquable, c'est la production d'une substance glaireuse, de couleur blanchâtre et d'un aspect muqueux qui se dépose, soit par petites couches, soit en filaments, sur les objets qu'elle rencontre. Anglada lui a imposé le nom de glairine. On ne la rencontre, tant en dehors qu'en dedans, qu'à une très-faible distance du point de jaillissement. Cette substance est de nature azotée, donnant lieu en se décomposant par l'action du feu, à une production d'ammoniaque. Ses effets thérapeutiques sont encore inconnus.

Lorsqu'on s'approche du griffon, on sent parfaitement l'odeur d'œufs couvés propre aux eaux sulfureuses, mais elle est moins prononcée que dans la plupart des sources de ce genre. Cette odeur d'acide sulfhydrique finit par se perdre tout à fait, lorsque l'eau a subi pendant longtemps le contact de l'air. L'eau est incolore, d'une limpidité parfaite et légèrement sapide, sans être désagréable; elle laisse un arrière-goût acidule très-léger, qu'il est facile de constater avec un peu d'attention.

Les travaux analytiques, dont ces eaux ont été l'objet, et qui appartiennent aux docteurs Coste, Venel, Bagen, Carrère et surtout Anglada (1830) et Vincent (1868), prouvent que ces eaux sont à la fois sulfureuses et alcalines.

Le principe sulfureux n'est nullement constant, il disparaît peu à peu par la seule évaporation à l'air libre; mais au moment où l'eau sort de sa source, ce caractère est très-prononcé.

Traitée par le sous-acétate de plomb, l'eau de la Preste prend une coloration trouble d'un gris noirâtre. L'ébullition au contact de l'air, lui enlève rapidement tout son principe sulfureux dans l'espace de 20 à 25 minutes.

Dans l'évaporation à l'air libre, sans intervention de la chaleur, cette disparition est beaucoup moins rapide. Des expériences concluantes ont prouvé au docteur Ferran que l'élément sulfureux disparaissait totalement dans ce dernier cas, au bout d'une heure quarante-cinq minutes.

On peut expliquer de la façon suivante ce changement de minéralisation : le sulfhydrate de sulfure de sodium ou le monosulfure de sodium qui ont été trouvés dans les eaux de la Preste par Anglada et par Vincent, se décomposent en présence de l'air et d'autres éléments de cette eau, tels que la silice et l'acide carbonique. Les deux éléments de l'eau, en agissant sur le monosulfure de sodium, donnent de la soude et de l'hydrogène sulfuré; la soude, à l'état naissant, agit sur la silice et se transforme en silicate de soude; celui-ci est décomposé lui-même par l'acide carbonique, d'où, production de carbonate de soude et de carbonate de silice, qui se dépose. L'hydrogène sulfuré, qui reste dissous, est décomposé par l'oxygène de l'air, d'où formation d'eau et de soufre. Celui-ci est en partie oxydé et produit des acides hyposulfureux, sulfureux, formant des hyposulfites et des sulfites. L'action oxydante de l'air dissous persistant toujours, les composés sulfureux se transforment en sulfate de soude, et la propriété alcaline est devenue prédominante.

Ce caractère alcalin se reconnaît aisément à la nuance verte que leur donne le sirop de violettes. Vingt gouttes suffisent pour déterminer légèrement cette coloration dans un litre d'eau, et il faut 18 grammes de ce réactif pour les amener au maximum de cette coloration.

Il existe aussi des traces de principes ferrugineux.

Voici les analyses d'Anglada et de Vincent :

ANGLADA (1830).	
Glairine	0,0103
Sulfhydrate de soude	0,0137
Carbonate de soude	0,0397
— de potasse	traces
Sulfate de soude	0,0206
Chlorure de sodium	0,0014
Silice	0,0421
Carbonate de chaux	0,0009
Sulfate de chaux	0,0007
Carbonate de magnésie	0,0002
Pertes	0,0051
	0,1347

VINCENT (1868).		
Azote	9	
Oxygène	1,7	
Monosulfure de sodium (anhydre)		0,005
Bicarbonate de chaux		0,031
— de magnésie		0,007
Chlorures de magnésium et de sodium		0,009
Silicates alcalins		0,039
Sulfate de soude		0,027
Fer		traces
Matières organiques		0,009
Pertes		0,011
		0,138

Ces analyses ont été faites avec les eaux prises au Griffon et possédant encore leur principe sulfureux intact ; elles démontrent que ces eaux sont sulfureuses alcalines, sulfureuses sodiques plus spécialement, puisque la soude est en excès sur les autres bases.

Elles font voir, en outre, une faible minéralisation, qui, on le sait, n'est point un inconvénient, surtout dans le cas qui nous occupe.

Si, maintenant, nous faisons appel à l'expérience de deux

siècles, en consultant les observations des auteurs qui ont écrit sur les eaux de la Preste avant et après Anglada, nous voyons que les effets thérapeutiques de ces eaux répondent bien à l'attente des malades atteints de goutte, de gravelle et d'affections débilitant l'organisme.

ACTION THÉRAPEUTIQUE DES EAUX DE LA PRESTE.

Les eaux minérales de la Preste sont administrées, selon les cas, à l'intérieur, en bains et en douches, quelquefois dans ces trois modes à la fois. Leurs propriétés participent du double principe qui les compose, savoir : le principe alcalin et le principe sulfureux; aussi leur action sur l'économie est-elle à la fois diurétique, tonique et légèrement stimulante.

Prises en boisson, elles donnent de l'activité aux voies digestives, surtout après le quatrième ou cinquième jour, et si leur usage est fait avec discernement, elles n'accélèrent jamais la circulation. Un de leurs caractères saillants, c'est leur parfaite digestibilité; certains malades en prennen jusqu'à 20 ou 25 verres dans la journée, sans en être aucunement incommodés et sans autre changement qu'une augmentation considérable d'appétit. Cependant, ce n'est que graduellement qu'on doit arriver jusqu'à ces fortes doses, car, si dès le premier et le second jour, on les prend seulement à la dose de sept à huit verres, elles provoquent une légère diarrhée. Elles activent la sécrétion urinaire d'une manière très-énergique, et cette action de diurèse est tellement prononcée, qu'il est peu de malades qui ne s'en aperçoivent eux-mêmes, et n'en manifestent leur étonnement. Ce qu'il y a de plus remarquable, c'est que l'usage seul des bains suffit pour la déterminer.

Dès le deuxième jour du traitement, elles changent la nature des urines en leur enlevant peu à peu toute leur acidité.

Nous devons dire ici que pour certains malades, l'usage de ces eaux doit être fait avec prudence et discernement, sans quoi leurs effets seraient loin d'être identiques. Ainsi, chez les individus débilités, elles occasionnent, dans certains cas, des pesanteurs de tête, une légère accélération dans la circulation et des bouffées de chaleur et de sueurs; aussi convient-il alors d'en prendre une petite quantité et même de la mitiger avec du lait, de l'infusion de tilleul ou toute autre boisson pectorale. D'autres fois, lorsque les voies digestives sont en mauvais état, il peut survenir du dégoût, la langue se couvre d'un enduit épais, la tête devient pesante, la digestion se fait mal, il y a des rapports nidoreux, les eaux fatiguent l'estomac. Dans ce cas, à moins de contre-indication formelle, il y a lieu de produire une petite évacuation au moyen d'un purgatif salin, après quoi, ces eaux donnent les meilleurs résultats. C'est surtout dans les maladies dont le traitement exige une diurèse considérable, qu'on les emploie en boisson.

Les bains produisent une exaltation des forces vitales de la peau : les vaisseaux capillaires de cet organe reçoivent une plus grande quantité de sang, d'où un mouvement sudorifique tellement prononcé, que l'immersion pendant quelques minutes, à la température de 33 à 34 degrés cent., suffit pour produire des sueurs abondantes. C'est un fait de remarque parmi les baigneurs eux-mêmes, que l'action des bains, loin de les affaiblir, leur donne plus de force et de souplesse aux articulations. On sait au contraire que les bains domestiques, qui excitent rarement des sueurs abondantes, affaiblissent toujours considérablement quand on en prend consécutivement quelques-uns.

Lorsqu'on a besoin d'obtenir une grande excitation, on a recours à l'usage des douches. A la Preste, on les administre avec succès dans les douleurs sourdes ou aiguës des reins, en faisant tomber la colonne liquide sur la légion lombaire correspondante. Leur usage est presque toujours suivi de l'émission de graviers par les uretères et de la cessation de cette douleur.

Malgré la différence que peuvent apporter dans les effets de ces eaux, l'âge, le sexe, la constitution et le tempérament du sujet, d'une manière générale, on peut dire que l'action tonique et sédative des eaux de la Preste sur les muqueuses en général, se manifeste d'une manière bien tranchée. Les fonctions de la peau et des reins sont relativement activées.

On a utilisé ces propriétés contre plusieurs maladies comme on le verra dans le tableau suivant, publié par M. le Dr Ferran en 1850 et dû à M. Hortet, médecin des eaux de la Preste à cette époque.

MALADIES TRAITÉES dans la saison de 1849.		INDICATIONS curatives.	Nombre de malades.	RÉSULTATS.
Maladies de la tête.	Paralysie.. } suite d'apoplexie.	Point de congestion cérébrale à leur arrivée.	3 (1)	Les forces du bras sont plus considérables.
	Hémiplégie } suite d'apoplexie.		4 (2)	Améliorations dans les mouvements.
Maladies de poitrine.	Catarrhe pulmonaire	....	10	Cessat. de la toux. Guér.
	Phthisie pulmonaire	....	3 (3)	Amendem. très-sensible
	Phthisie laryngée...	....	6	Guérison.
Maladies de l'abdomen et des voies digestives.	Gastrite...........	Suite d'inf. des voies digest..	8	Retour à la santé. Point de douleurs. Faciles digestions.
	Engorgement des viscères abdominaux............	Obst. du foie et obst. mésentérique......	3	Retour graduel vers la santé.
	Flux hémorrhoïdal..	....	2	Amendement sensible.
	....	....	1	Amendement sensible.
Maladies des voies urinaires	Incontinence d'urine	Presque toujours faiblesse générale.....	20	En général tous les baigneurs affectés de ces maladies ont retiré de bons résultats de leur traitement, surtout ceux qui ont prolongé l'usage de ces eaux d'un mois à cinq ou six semaines.
	Catharre vésical chronique...........	....	12	
	Paralysie de la vessie	....	18	
	Hématurie.........	....	16	
	Affections de la prostate, telles que : abcès, hypertrophie, engorgement chronique.......	....	8	
	Rétrécissements uréthraux........	....	10	
	Gravelle et calcul...	....	55	
Maladies des organes génitaux.	Pollutions nocturnes	....	3	Lorsqu'une amél. comm. ils quittaient l'établ.
	Pertes séminales involontaires.......	....	2	
	Aménorrhée, dysménorrhée..........	....	12	Les effets curatifs ont été prompts.
	Leucorrhée........	....	20	Amélior. chez quelques malades. Disp. du flux chez d'autres.
	Blennorrhagie chronique...........	....	6	Cessation de l'écoulement uréthral.
Maladies articulaires.	Goutte............	....	17	Disparition des nodus chez quelques-uns.
	Rhumatisme, lumbago, sciatique.....	....	28	Facilité dans les mouvements.
	Rhum. des extrémit.	....	14	Guérison parfaite.
Maladies du derme cutané.	Eléphantiasis.......	....	2 (4)	Leur court séjour, ne peut permettre de constater le rés. des eaux.
	Dartres furfuracées, crustacées, squameuses..........	....	9	
	Dartres rongeantes..	....	3	Amél. sensible dans ces affections.
	Dartres érythmoïdes.	....	2	
	Ephelides.........	....	7	Quelques-uns revenus en 1850, ont complété leur guérison.
			304	

(1) Trois aux extrémités inférieures et un au bras droit.
(2) Deux au côté gauche.
(3) Dont 2 au 1er degré, 1 au 2e.
(4) Tous deux espagnols.

Aucun autre document de ce genre n'a été publié depuis cette époque.

Ce tableau permet de voir que la renommée des eaux de la Preste, au point de vue du traitement de la gravelle, amenait à ces thermes un assez grand nombre de malades. La goutte, au contraire, en fournissait peu. Cette défaveur pouvait être due au peu de résultats que donnait un séjour trop court, lorsque la maladie était très-ancienne. Les observations que nous avons pu recueillir prouveront suffisamment, nous l'espérons, que la goutte et la gravelle sont guéries souvent, améliorées toujours, lorsque les malades se soumettent à un traitement relativement durable.

La propriété qu'ont les eaux de la Preste d'améliorer et même de guérir la goutte, avait été déjà reconnue dans le milieu du siècle dernier, ainsi que nous le voyons dans les ouvrages de Carrère, de Bonafos et de Marcé. Voici entre autres un passage de ce dernier auteur : « On transporta par mon conseil, aux eaux de la Preste, un monsieur de notre ville, alité depuis trois mois à l'occasion d'un rhumatisme goutteux qui occupait toutes les articulations et n'épargnait pas même le diaphragme, puisqu'il souffrait le sanglot : il en but six gobelets tous les matins et prit un bain tempéré chaque après-midi ; dans quinze jours ses douleurs se dissipèrent, il marcha et dans peu sa guérison fut radicale.

« Mon père, attaqué de la goutte depuis plus de vingt ans, n'en souffre aucune atteinte, si, une fois dans l'année, il monte à ces eaux pour se baigner huit à neuf fois. Lorsqu'il néglige de le faire il est cruellement tourmenté. »

Observation I (Anglada). — Un habitant de Mataro (Catalogne), perclus de tous ses membres, par suite de nodosités arthritiques occupant les articulations des doigts, des coudes et des genoux, fut transporté à la Preste en 1812. Les eaux furent administrées sous les trois formes, de boisson, de bain et de douche ; quarante cinq jours suffirent pour que le malade eût recouvré la faculté d'écrire. Il revint aux eaux en 1814 non plus en litière, comme la première fois, mais à cheval, marchant à l'aide de béquilles, quoique péniblement, et offrant encore des nodosités. Au sortir du bain, la peau laissait transsuder, à l'aide de la pression, une matière visqueuse, épaisse, très-abondante surtout aux jambes. Cette excrétion se montra avantageuse. Les gonflements diminuèrent, les nodosités disparurent, les mouvements se rétablirent. En deux mois, les améliorations les plus formelles s'étaient prononcées. Elles continuèrent et se perfectionnèrent, même après son départ de la Preste, puisqu'en 1816 le malade marchait sans aucun secours.

Obs. II. — M. L..., propriétaire à Ille (Pyrénées-Orientales), atteint depuis longtemps d'une goutte articulaire, arrive à la Preste par le conseil de son médecin ; les articulations de ses doigts sont complétement prises : des nodosités tophoïdes existent sur ses articulations et les empêchent de fonctionner. Plusieurs traitements avaient été essayés sans pouvoir enrayer le développement de la maladie ; l'état général est profondément altéré. Après une quinzaine de jours de traitement, les nodosités commencent à diminuer, les articulations reprennent leurs mouvements, l'état général s'améliore sensiblement. Au bout de deux mois, la santé étant complétement revenue, M. L. . quitte les thermes, ne conservant plus que quelques traces de nodosités qui ne le gênaient en rien dans ses mouvements.

Obs. III. — M. François D..., âgé de 46 ans, propriétaire à Narbonne, était sujet, depuis plusieurs années, à des attaques de goutte articulaire qui avait développé des nodosités tophoïdes aux articulations des doigts ; il recourut aux eaux de la Preste, en 1875, et les utilisa en boissons, en bains et en douches. La résolution des nodosités eut lieu un mois après son arrivée à la Preste. Le jeu des articulations fut rétabli, et la guérison se maintient encore aujourd'hui.

Ces trois observations constatent non-seulement la disparition plus ou moins complète des typhus, mais encore l'amélioration constante de l'état général, amélioration qui a abouti à la santé complète, lorsque le malade a fait une saison ou deux.

Voici une observation qui a trait à un des symptômes prodromiques et diathésiques de la goutte héréditaire, la dyspepsie.

Obs. IV. — Des douleurs d'estomac amenèrent à la Preste, en 1876, M. P., d'Olot (Espagne), âgé de 23 ans, et fils d'un père goutteux. Des épistaxis fréquents s'étaient produits dans l'enfance, et depuis six ans il survenait souvent des migraines et des névralgies localisées soit sur le nerf sus-orbitaire, soit sur les nerfs intercostaux. A la Preste, on constata l'état suivant : appétit nul, digestions difficiles, sommeil troublé, nausées, vomissements, flatulences, cardialgie, état général débilité, urines un peu chargées d'urates. Un traitement basé sur l'eau, surtout en boisson, fut institué : 2 verres les premiers jours, puis, 3, 4, 5, jusqu'à 8 verres par 24 heures les jours suivants. En peu de jours les symptômes s'effacèrent ; à la fin de la saison, la santé était consolidée. L'année suivante, M. P... revint à Preste bien qu'il ne fût pas malade; c'était par reconnaissance, disait-il. L'état général gagna beaucoup encore cette année-là. Des nouvelles récentes nous ont appris que sa santé était parfaite depuis lors.

Bien que parmi les nombreux baigneurs que la gravelle envoie à la Preste il y ait un certain nombre de graveleux phosphétiques, il nous serait facile de donner ici un grand nombre d'observations de gravelle urique très-améliorée et guérie par ces eaux thermales. Nous choisirons ici celles qui se rapprochent le plus de notre sujet, c'est-à-dire qui établissent le mieux l'influence considérable d'un séjour prolongé à la Preste comme traitement curatif.

Les trois premières observations qui vont suivre, feront voir qu'un séjour trop court, bien que permettant l'action favorable des eaux, comme alcalines, diurétiques et dépuratives, n'empêche pas les accidents de revenir plus tard et de nécessiter de nouveaux voyages à la Preste. Les deux dernières, au contraire, établiront complétement que la guérison de la diathèse elle-même peut survenir dans une seule saison complète.

Obs. V. — M. N..., négociant à Carcassonne, âgé de 54 ans, d'une constitution forte, éprouvait depuis deux ans des coliques néphrétiques. Les accès se prolongeaient quelquefois 48 et jusqu'à 72 heures. Les remèdes appropriés amenaient un peu de soulagement, mais peu de mois se passaient sans qu'il ne ressentît les mêmes souffrances. Des médecins de Carcassonne l'ayant engagé à faire usage des eaux de la Preste, il discontinua les pastilles de Vichy et l'usage du bicarbonate de soude, et arriva aux thermes au commencement de septembre 1875. M. N... usa de ces eaux en bains, en douches, en boisson. Après 10 jours de traitement, les douleurs avaient disparu malgré qu'il continuât à expulser quelques sables de couleur rougeâtre qui cessaient d'être aperçus après 16 jours de traitement. M. N... quitta les thermes de la Preste, le 5 octobre, parfaitement content de l'effet de ses eaux. L'année suivante, il revint chercher un soulagement aux mêmes souffrances qui avaient reparu. Au bout de 10 jours, les douleurs furent dissipées, quelques graviers avaient été rejetés. On lui avait fortement conseillé de faire à la Preste toute une saison ; mais des raisons commerciales l'obligèrent à rentrer à Carcassonne, douze jours après son arrivée à la Preste. En 1877, nouveau voyage pour les mêmes raisons, mais cette fois-ci il resta aux thermes 2 mois et demi. A son départ, sa santé était parfaite et s'est maintenue depuis.

Obs. VI. — M. B...,pharmacien à Palamos (Espagne), était venu pour la première fois à la Preste en 1873, à la suite de violents accès néphrétiques. Le malade usa des eaux minérales en boissons et en bains. Le huitième jour, ayant pris, contre les recommandations du médecin, une quantité d'eau un peu trop forte, il survint des coliques néphrétiques extrêmement violentes qui nécessitèrent des applications de sangsues aux reins et à l'anus. De plus, le malade fut mis dans un bain tempéré. Après plusieurs heures de souffrances, ces crises se terminèrent par une agréable détente. Il lui fut alors possible d'uriner et il rendit, non sans quelque difficulté, un gravier de forme elliptique, mollasse, grisâtre dans sa couche externe et rougeâtre dans le milieu. M. B... continua l'usage des eaux, et les douleurs ne reparurent plus. Au bout de 24 jours de traitement, se trouvant parfaitement bien, il quitta la Preste. Il se croyait totalement guéri, lorsque 3 ans après, dans l'hiver de 1876, il sentit les dernières douleurs se réveiller. Il eut de nouveau recours à son premier remède et sa confiance ne fut point trompée : il arriva aux thermes à la fin de juillet 1876. Au bout de six jours de l'emploi de ces eaux, il expulsa un gravier aussi gros que deux grains de blé réunis. M. B... fit un séjour de huit semaines à la Preste et partit très-satisfait du spécifique employé.

M. le Dr Berny, dans sa thèse inaugurale, publie une observation très-intéressante que je m'empresse de reproduire ici.

Obs. VII. — « Nous devons à l'obligeance de notre ami M. P. B..., étudiant en médecine à la faculté de Montpellier, l'observation suivante qui lui est personnelle. »

Fils d'une mère goutteuse, j'avais été pris à diverses reprises de douleurs lombaires considérables, lorsque j'arrivai à la Preste au mois de septembre 1873. Dès le deuxième jour, le traitement hydriatique fut institué comme il suit : trois fois par semaine, un bain de 40 à 50 minutes de durée ; pour boissons, deux verres d'eau de la buvette, le premier et le second jour ; trois, quatre, jusqu'à huit verres par 24 heures, les jours suivants. Mes urines fort troubles et contenant du mucus en proportion notable, devinrent plus limpides dès le troisième jour. A la date du quatrième, je vis se réunir au fond du vase, immédiatement après l'émission, une matière abondante, rappelant par son aspect du sable très-fin. Le même fait se reproduisit le cinquième et le sixième jour. Dans la nuit du septième, de nouvelles douleurs lombaires se réveillèrent pour disparaître dans la matinée du huitième. Au lever, je rendis un gravier de la dimension et de la forme d'une lentille. Le traitement se continua jusqu'au vingt-cinquième jour où je quittai la Preste pour reprendre mes études.

Tout semblait être rentré dans l'ordre, lorsque huit mois après, j'éprouvai de nouvelles douleurs lombaires en tout semblables au premières. Je revins à la Preste en juillet 1874, pour me soumettre au même traitement que l'année précédente. Une grande quantité de graviers microscopiques fut encore rendue à différentes reprises, pendant le temps de la cure, qui dura un mois. Depuis, je n'ai plus éprouvé la moindre douleur, ni remarqué rien d'anormal dans mes urines.

Obs. VIII. — Un habitant de Collioure (Pyrénées-Orientales), âgé de 50 ans, et d'un tempérament bilioso-sanguin, était en proie depuis longtemps à de fréquents retours de coliques néphrétiques qui le mettaient dans un état déplorable.

Après quelques jours d'usage des eaux de la Preste, en 1869, il ressentit une douleur pongitive vers la région lombaire, avec un sentiment de pesanteur difficilement supportable. Bientôt s'éveillèrent, comme phénomènes sympathiques, des nausées et des vomissements. Le malade prit le bain à 32° c. ; il en éprouva du soulagement ; les urines coulèrent avec plus d'abondance et de facilité, quoique fort troubles. Peu après, l'ardeur de l'urèthre se calme, les douleurs des reins disparaissent, le malade rend des graviers en abondance et les améliorations sont progressives jusqu'à cessation entière de tous les accidents. La guérison se montra complète ; le séjour à la Preste avait duré un mois et demi. Ce malade n'a plus vu reparaître de semblables accidents.

Obs. XI. — M. G.., employé à Toulouse, fils d'un père goutteux et âgé de 28 ans, éprouvait depuis plus de deux ans, du côté de la région lombaire, des douleurs qu'il croyait être rhumatismales. Un de ses camarades, qui avait éprouvé les atteintes de la gravelle et trouvé sa guérison à la Preste, quelques années avant, lui conseilla l'usage des mêmes eaux. Ce malade arriva aux thermes le 4 août 1872. Pendant les premiers jours du traitement, il n'éprouva aucun effet des eaux, malgré qu'il en usât en boisson et en bains. Ce ne fut que le troisième jour qu'il ressentit un malaise assez fort, à tel point qu'il ne mangeait presque plus. Le neuvième jour, une douleur obtuse se manifeste aux reins, aux aines avec des démangeaisons au canal de l'urèthre. Cet état dura deux jours encore. Le douzième jour, en regardant son vase de nuit, il vit, surnageant les urines, des matières blanchâtres, comme du blanc d'œuf, matières qui accompagnent souvent l'expulsion des sables. En décantant, on apercevait au fond du vase des matières sablonneuses d'un rouge blanchâtre. Pendant près d'un mois M. G... expulsa, à divers intervalles, de ces matières sablonneuses. La douleur obtuse, qui ne l'avait quitté depuis deux ans, avait disparu et ce malade avait acquis beaucoup d'agilité ; ses fonctions n'étaient plus troublées. Enfin le bien-être et la santé remplacèrent définitivement l'inquiétude et la souffrance et le malade quitta la Preste le 29 septembre. La guérison s'est maintenue.

Il nous semble inutile de multiplier ces observations, dont le tableau peut être complété par celles citées par Anglada, Ferran, Auberge et Berny ; aussi croyons-nous pouvoir établir dès maintenant les conclusions de l'étude précédente.

CONCLUSIONS.

La diathèse urique, lorsqu'elle est acquise, prend naissance sous deux ordres d'influences pouvant agir ensemble ou séparément.

1° L'oxygène est insuffisant pour oxyder une quantité trop grande de produits azotés désassimilés. Troubles de désassimilation.

2° Les substances azotées venant d'une digestion défectueuse sont mal élaborées, s'oxydent mal et forment de l'acide urique au lieu de former de l'urée. Troubles de l'assimilation.

On pourrait peut-être invoquer aussi un défaut de fluidité du sang comme cause secondaire.

La diathèse, une fois confirmée, se traduit par un accès d'acide urique dans le sang.

Cet acide, grâce à son insolubilité, tend à se précipiter et à se déposer, soit dans les reins et donne lieu à la gravelle, soit dans les organes périphériques et produit la goutte.

Le traitement est dès lors nettement indiqué. Combattre les influences précédentes et éliminer l'excès d'acide urique.

L'établissement thermal de la Preste, par sa situation éminemment hygiénique, par le régime qu'il impose aux baigneurs et par la nature de ses eaux, répond complétement à toutes les indications thérapeutiques que présente la diathèse en question.

L'expérience de tout un siècle vient prêter un appui considérable aux quelques considérations théoriques que nous soumettons aujourd'hui à nos juges, nous confiant dans leur bienveillance.

INDEX BIBLIOGRAPHIQUE.

MAGENDIE. — Recherches sur la gravelle (Dict. de méd. et de chir. prat. Paris, 1837, t. IX).

GARROD. — Medico-chirurgical Transactions (Med. Gazette London, 1848; Westminster, med. Society et Lancet, 1850; Med. Times and Gaz., 1858). — The specific chemical and microscopical phenomena of gouty inflammation (Med. Times and Gaz., 1859). — The nature and treatment of gout and Rheumatic gout, London. — La goutte, sa nature et son traitement trad. par A. Ollivier et annoté par Charcot. Paris, 1867.

CHARCOT. — Études pour servir à l'histoire de l'affection décrite sous le nom de goutte asthénique primitive, nodosités des jointures. Thèse inaugurale. Paris, 1853. — Leçons sur la goutte (Gaz. des hôp., 1866, passim). — Leçons sur la goutte (Gaz. des hôp., 1867, passim.; Bull. de thérap., 1867). — Leçons sur les maladies des vieillards et les maladies chroniques, recueillies, par B. Ball, 1867.

THUDICHUM. — On the pathology of the urine. London, 1858, p. 95.

GOLDING BIRD. — De l'urine et des dépôts urinaires, trad. O'Rorke. Paris, 1861.

FOURNIER (A.). — De l'urémie. Thèse d'agrégation. Paris, 1866.

SCHUTZENBERGER. — Chimie appliquée à la physiologie. Paris, 1864, p. 245.

ZALESKY. — Untersuchungen über die uramischen process. Tübingen, 1865.

LASÈGUE. — Arch. gén. de méd., juillet, 1867.

FERRAN. — De l'emploi des eaux de la Preste. Thèse de Montpellier, 1850.

BOUCHARDAT. — Annuaire de thérapeutique pour 1867.

FERNET. — De la diathèse urique. Thèse d'agrégation, 1869.

CARRÈRE. — Traité des eaux minérales du Roussillon, janvier 1756.

ANGLADA. — Traité des eaux minérales des Pyrénées-Orientales, t. II.

AUBERGE. — Hydrologie médicale, 1861.

MARCÉ. — Opuscule en forme de lettres sur les eaux de la Preste, 1738.

LOWENHARD. — Thèse inaug. Paris, 1867, p. 34 et suiv.

ROBIN. — Traité des humeurs. Paris, 1867, p. 89 et p. 674.

BENCE JONES. — Lectures on some of the applications of chemestry and mechanics to pathology and therapeutics. London, 1867, p. 107.

GRIESIENGER. — Traité des maladies infectieuses, trad. Lemattre. Paris, 1868, p. 42.

BECQUEREL. — Séméiotique des urines. Paris, 1841.

MERCIER. — Quelques idées sur l'origine et le traitement de la goutte, etc. Paris, 1866, p. 37.

CIVIALE. — Traité de l'affection calculeuse. Paris, 1828, p. 506.

H. BEAUNIS. — Éléments de physiologie humaine, 1876.

BERNY. — Thèse de Montpellier, 1878.

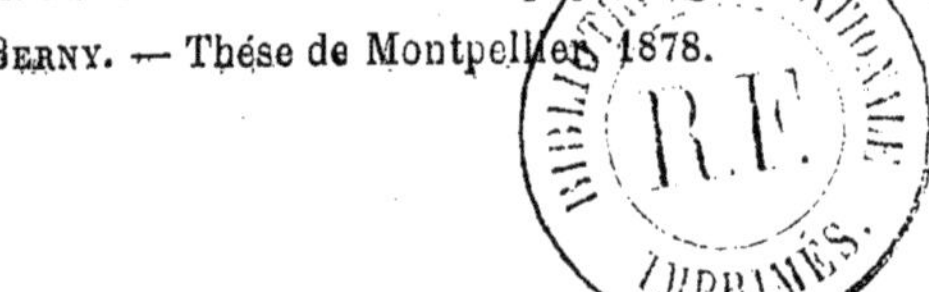

Paris. — A. PARENT, imp. de la Faculté de Médecine, r. M.-le-Prince, 29-31.

www.ingramcontent.com/pod-product-compliance
Ingram Content Group UK Ltd.
Pitfield, Milton Keynes, MK11 3LW, UK
UKHW020212200726
13856UKWH00004B/1343

9 782011 909886